BEI GRIN MACHT SICH IHR WISSEN BEZAHLT

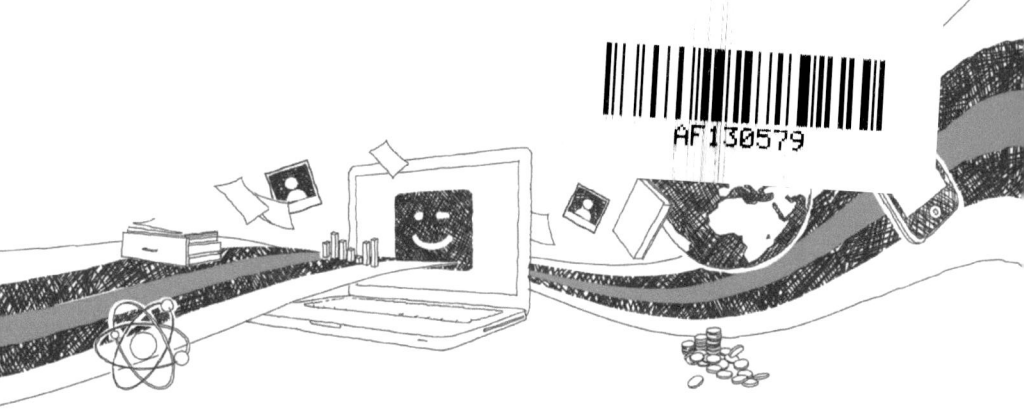

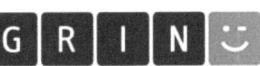

Demenz im Krankenhaus. Praxisnahe Tipps für eine bessere Integration und Versorgung

Philipp Brunner

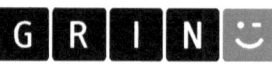

Bibliografische Information der Deutschen Nationalbibliothek:

Die Deutsche Nationalbibliothek verzeichnet diese Publikation in der Deutschen Nationalbibliografie; detaillierte bibliografische Daten sind im Internet über http://dnb.d-nb.de abrufbar.

ISBN: 9783346488077
Dieses Buch ist auch als E-Book erhältlich.

Druck und Bindung: Books on Demand GmbH, Norderstedt Germany
Gedruckt auf säurefreiem Papier aus verantwortungsvollen Quellen

Das vorliegende Werk wurde sorgfältig erarbeitet. Dennoch übernehmen Autoren und Verlag für die Richtigkeit von Angaben, Hinweisen, Links und Ratschlägen sowie eventuelle Druckfehler keine Haftung.

Das Buch bei GRIN: https://www.grin.com/document/1118611

Sicherung der Versorgungsqualität von Menschen mit Demenz im Setting des Krankenhauswesens

-Eine Literaturrecherche-

Hausarbeit

Qualitäts- und Prozessmanagement

Wiesbaden, 29.03.2020

Erstellt von:

Philipp Brunner

Studiengang: Bachelor of Arts Pflegemanagement

Inhaltsverzeichnis

I. Abbildungsverzeichnis

II. Abkürzungsverzeichnis

BMFSFJ	Bundesministerium für Familie, Senioren, Frauen und Jugend
Destatis	Statistisches Bundesamt
DRG	Diagnosis Related Groups
gbe-bund	Gesundheitsberichterstattung des Bundes
KHG	Krankenhausgesetz
MDS	Medizinischer Dienst des Spitzenverbandes Bund der Krankenkassen
SGB	Sozialgesetzbuch
Sog	sogenannt
UMM	Universitätsmedizin Mainz

1. Einleitung

1.1. Problemdarstellung

Demenz ist ein übergeordneter Sammelbegriff für eine Vielzahl von neurologischen Erkrankungen, welche rund fünfzig Krankheiten zusammenfasst. Die Alzheimer-Krankheit stellt hierbei die häufigste Demenzform dar. An Demenz erkrankte Personen haben Einschränkungen in ihrer geistigen Fähigkeit und im Laufe der Erkrankung verschlechtert sich zunehmend das Gedächtnis, die Denk- und Sprachfähigkeit, sowie die motorischen Fähigkeiten. Das Risiko an dieser Erkrankung zu erkranken, steigt mit fortgeschrittenem Alter (vgl. Alzheimer Forschung Initiative e.V., 2020, o. S.). In Deutschland leben circa 1,7 Mio. Menschen mit Demenz. Rund 300.000 Neuerkrankungen treten pro Jahr auf. Aufgrund des demografischen Wandels kommt es zu weitaus mehr Neuerkrankungen als zu Sterbefällen (vgl. Deutsche Alzheimer Gesellschaft e.V., 2020, o. S.).

Durch den demografischen Wandel in der Bundesrepublik Deutschland ist die Gesellschaft im Wandel zu einer Gesellschaft mit einem sehr hohen Anteil an älteren Bürgerinnen und Bürgern und weg von der „Babyboomer-Zeit". Vergleicht man das Jahr 1950 mit der Vorausberechnung des Jahres 2050 so fällt auf, dass die Geburtenrate deutlich rückläufig ist und die Gesellschaft gleichzeitig immer älter wird. So verändert sich laut Statistischem Bundesamt (Destatis) der Anteil der über 67-jährigen voraussichtlich von 8 % (Jahr 1950) auf 27 % (Jahr 2050) (vgl. Destatis, 2019a, o. S.).

Derzeit leben rund 3,4 Mio. (Stand Dezember 2017) pflegebedürftige Personen in Deutschland. Als pflegebedürftige Person werden alle Personen angesehen, die im Sinne des Sozialgesetzbuchs (SGB) XI (Pflegeversicherung) pflegebedürftig sind. Dies ist im Vergleich zum Dezember 2015 ein Zuwachs von 19 %. Dabei waren 81 % der Pflegebedürftigen über 65 Jahre alt. Die meisten Pflegebedürftigen waren mit 63 % weiblich (vgl. Destatis, 2018, o. S.).

Patientinnen und Patienten, welche an einer Demenz erkrankt sind und sich im Krankenhaussetting befinden, benötigen eine individuelle Zuwendung und Betreuung. Die Herausforderungen für Pflegekräfte sind hier sehr hoch, da der Betreuungs- und Versorgungsbedarf von dieser Patientengruppe deutlich höher ist als die von nicht dementen Patienten. Diese Patientengruppe lässt sich weder in Routineabläufe einbinden, noch haben die Betroffenen ein Rhythmusgefühl und können sich an die Abläufe im Krankenhaus anpassen (vgl. Löhr; Schulz; Behrens, 2014, S. 190). Auch der Fachkräftemangel in deutschen Krankenhäusern fördert die Versorgungsdefizite in der Patientenversorgung. Die Zahl der offenen Fachkräftestellen in deutschen Krankenhäusern steigt zunehmend. Nach Angaben des Krankenhaus-Barometers 2019 sind im Schnitt rund 13

Stellen pro Krankenhaus im allgemeinstationären Bereich offen und 7 offene Stellen werden im Schnitt im Intensivbereich verzeichnet (vgl. Blum et al., 2019a, S. 33). Durch eine Reduktion der durchschnittlichen Verweildauer von 14,0 Tagen (Jahr 1991) auf 7,3 Tage (Jahr 2017) treten zusätzliche Probleme auf (vgl. Destatis, 2019b, o. S.). Der Patient muss schneller genesen und den „Platz freimachen" für einen neuen Patienten. Das dies oftmals aufgrund der neurologischen Defizite nicht möglich ist, findet aufgrund der kostenorientierten Ausrichtung der Krankenhäuser weniger Berücksichtigung (vgl. Gröning; Lagedroste; Weigel, 2015, S. 3).

1.2. Zielsetzung und zentrale Fragestellung

Ziel dieser Hausarbeit ist es herauszufinden, wie die Versorgungs- und Betreuungskultur von Menschen mit Demenz im Krankenhaussetting gegenwärtig ist und ob es mögliche Empfehlung für die Praxis gibt, um diese Patientengruppe bedarfsgerechter zu versorgen. Dabei bezieht sich der Verfasser auf eine Optimierung der (Versorgungs-) Prozesse im Krankenhaussetting. Konkret soll nachfolgende Forschungsfrage beantwortet werden:

Wie stellt sich die Versorgungs- und Betreuungskultur von Menschen mit Demenz im Krankenhaussetting dar und sollten Versorgungsprozesse im Krankenhaussetting optimiert werden?

2. Theoretischer Hintergrund

1.3. Krankheitsbild Demenz

Zur Diagnose Demenz gehören rund fünfzig Krankheiten. Die Alzheimer-Krankheit stellt hierbei die häufigste Form der Demenz dar. Die an Demenz erkrankten Patienten haben zunehmende Einschränkungen in ihren geistigen Fähigkeiten. Im Verlauf der Erkrankung verschlechtert sich zunehmend das Gedächtnis, sowie die denk-, sprach- und motorischen Fähigkeiten. Das Risiko an einer Demenz zu erkranken, steigt mit zunehmendem Alter der Betroffenen und ist abhängig von verschiedenen Risikofaktoren (vgl. Alzheimer Forschung Initiative e.V., 2020, o. S.). In Deutschland leben gegenwärtig circa 1,7 Mio. Menschen mit Demenz. Rund 300.000 Neuerkrankungen treten pro Jahr auf. Aufgrund des demografischen Wandels kommt es zu weitaus mehr Neuerkrankungen pro Jahr als zu Sterbefällen. Nach Vorausberechnungen wird sich der Anteil der Betroffenen bis 2050 auf rund 3 Mio. erhöhen (vgl. Deutsche Alzheimer Gesellschaft e.V., 2020, o. S.). Die Betreuung dieser Personengruppe erfordert von allen Beteiligten viel Kreativität und Empathie. Dies verschärft sich jedoch durch die Veränderungen des Umfelds, wenn der Patient im Krankenhaus aufgenommen wird. Da es bereits nicht kognitiv eingeschränkten Personen schwerfällt, sich auf die Ablaufprozesse eines Krankenhauses einzulassen, so ist nachvollziehbar, dass dies für Menschen mit Demenz noch schwieriger ist (vgl. Löhr; Schulz; Behrens, 2014, S. 190).

1.4. Demografische Entwicklung in Deutschland

Die demografische Entwicklung in der Bundesrepublik Deutschland ist im Wandel zu einer Gesellschaft, welche einen sehr hohen Anteil an älteren Bürgerinnen und Bürgern aufweist. Die Geburtenrate sinkt und die „Babyboomer-Zeit" ist vorbei (Destatis, 2019a, o. S.). Die nachfolgende Abbildung des Statistischen Bundesamtes (Destatis) verdeutlicht die demografische Entwicklung in Deutschland.

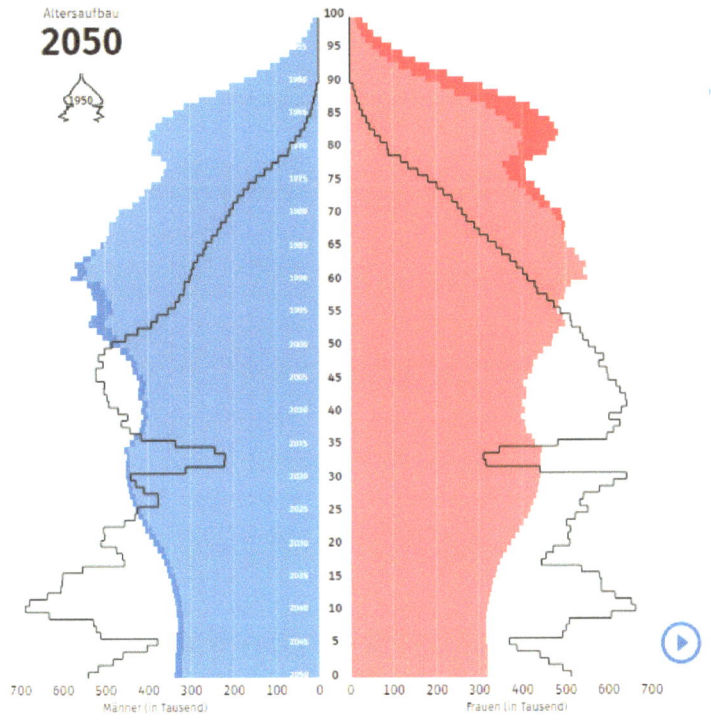

Abb. 1: Koordinierte Bevölkerungsvorausberechnung für Deutschland. Vergleich 1950 und 2050 (Destatis, 2019a, o. S.).

Vergleicht man das Jahr 1950 (schwarze dünne Linie) mit den Vorausberechnungen bis 2050, so fällt schnell auf, dass die Geburtenrate deutlich rückläufig ist und die Gesellschaft gleichzeitig immer älter wird. So lag der Bevölkerungsanteil im Jahr 1950 bei den unter 20-jährigen bei 30 %, bei den 20- bis 66-jährigen bei 62 % und bei den über 67-jährigen bei 8 %. Die Vorausberechnungen des Statistischen Bundesamtes sagen für das Jahr 2050 voraus, dass der Anteil, der unter 20-jährigen auf 17 % und der Anteil der

20- bis 66-jährigen auf 56 % zurückgeht. Gleichzeitig steigt der Anteil der über 67-jährigen auf 27 % an (vgl. Destatis, 2019a, o. S.).

1.5. Versorgungslandschaft Krankenhauswesen

1.5.1. Versorgungs- und Betreuungsprobleme in Deutschland

Der Anteil an unbesetzten Stellen im Pflegebereich trägt nicht zu einer Stabilisierung oder sogar Verbesserung der Versorgungsqualität bei. Menschen mit einer Demenz benötigen einen besonderen Betreuungsbedarf und hierfür wird ausreichend Personal benötigt. Schließlich steht der Mensch mit seiner individuellen Lebenssituation im Mittelpunkt der Betrachtung (vgl. Isfort et al., 2012, S. 64). Die Abbildungen 2 und 3 visualisieren den Anteil der nicht besetzen Stellen in der Vergleichsjahren 2016 und 2019. Ein deutlicher Zuwachs an unbesetzten Stellen im Pflegebereich ist zu verzeichnen (Blum et al., 2019a, S. 33 ff.).

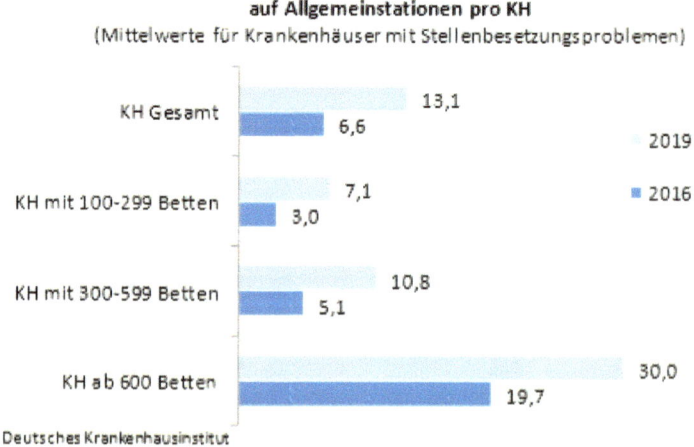

Abb. 2: Vakante Vollkraftstellen im Pflegedienst auf Allgemeinstationen pro Krankenhaus (Blum et al., 2019a, S. 33).

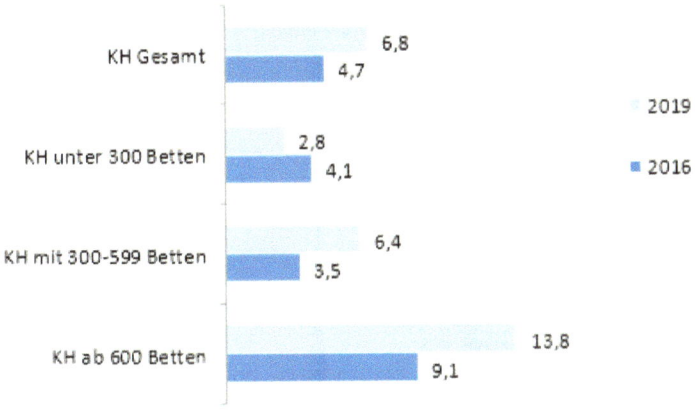

Nicht besetzte Vollkraftstellen in der Intensivpflege
(Mittelwerte für Krankenhäuser mit Stellenbesetzungsproblemen)

Deutsches Krankenhausinstitut

Abb. 3: Vakante Vollkraftstellen in der Intensivpflege pro Krankenhaus (Blum et al., 2019a, S. 35).

Nach einer Hochrechnung sind rund 12.000 Vollkraftstellen für Pflegekräfte in allgemein-stationären Bereichen der Krankenhäuser unbesetzt. Im Vergleich waren es im Jahr 2016 „nur" 3.900 unbesetzte Pflegestellen. Eine Verdreifachung der vakanten Stellen ist zu verzeichnen (vgl. Blum et al., 2019a, S. 32). Laut dieser Studie benötigen deutsche Krankenhäuser bis 2030 rund 63.000 zusätzliche Vollzeitstellen im Pflegebereich. Das wären rund 20 % mehr als im Jahr 2015 (vgl. Blum et al., 2019b, S. 1055). Diese hohe Vakanz im Pflegedienst beeinflusst auch die Betreuung und Versorgung von dementen Patienten. 80,8 % der befragten Pflegenden mit Krankenhauserfahrung geben an, zu wenig Zeit für die Betreuung und Versorgung von Krankenhauspatienten zu haben (vgl. Ciesinger et al., zit. n. Isfort et al., 2012, S. 18 f.).

Auch die Anzahl der Krankenhäuser in Deutschland ist stetig rückläufig. Als im Jahr 1991 noch insgesamt 2411 Krankenhäuser existierten, so waren es im Jahr 2017 nur noch 1942 Krankenhäuser (vgl. Destatis, 2019b, o. S.). Gleichzeitig steigt jedoch die Anzahl der im Krankenhaus behandelten Fälle an. Im Vergleich 2006 und 2014 zeichnet sich ein Anstieg von rund 15,7 % ab (vgl. Augurzky et al., 2019, S. 28). Somit ist festzustellen, dass mehr Patienten auf weniger Krankenhäuser treffen.

Da die organisatorischen Abläufe nicht auf diese Patientengruppe abgestimmt sind, stellt der Krankenhausaufenthalt für Patienten mit Demenz eine erhebliche Belastung dar (vgl. BMFSFJ, 2002, S. 175 f.). In der Umfrage im Pflege-Thermometer 2014 gaben fast ein Drittel der Befragten an, dass sie die Voraussetzungen für eine Versorgungskontinuität maximal als ausreichend, wenn nicht sogar als mangelhaft ansehen würden (vgl. Isfort et al., 2014, S. 10).

1.5.2. Pflegesysteme in deutschen Krankenhäusern

Jegliche Art von Arbeit ist organisiert, so auch die Arbeit der Pflegekräfte in deutschen Krankenhäusern. Hier spricht man von sogenannten Pflegesystemen oder auch Pflegeorganisationssystemen. Die bekanntesten Systeme sind die Funktionspflege, die Bereichspflege (darunter die Gruppen- oder Zimmerpflege) sowie die Bezugspflege (wie das Primary Nursing). In diesen Pflegeorganisationssystemen werden wichtige Arbeitsabläufe und Verantwortungsbereiche der Pflegekräfte festgelegt (vgl. Dangel, 2014, S. 58; Gaertner; Gerber; Gansweid, 2017, o. S.). Unter der Funktionspflege wird eine Organisation der Pflege verstanden, welche die Arbeit nach Arbeits- und Funktionsbereichen aufteilt. Die Arbeitsinhalte am Patienten werden entsprechend den gegenwärtigen Qualifikationen der Pflegekräfte aufgeteilt und so am Patienten durchgeführt. Somit hat der Patient nicht nur eine Pflegekraft die sich um die Belange kümmert, sondern mehrere. Die Pflegekraft, der eine „Funktion" zugeordnet wurde, übernimmt die übertragene Aufgabe dann bei allen Patienten auf der Station (vgl. Bartholomeyczik, 2016, o. S.). Beispielsweise ist hier das Blutdruckmessen aller Patienten auf Station zu nennen, welches von der Schülerin/dem Schüler durchgeführt wird. Vorteile dieses Systems sind die Effektivitätssteigerung durch Routine sowie die Strukturierung des Stationsablaufes (jedem ist bekannt, wer für was zuständig ist). Nachteile des Systems sind zum einen, ein fehlender Gesamtüberblick über die Bedürfnisse des Patienten und der Vernachlässigung des ganzheitlichen Pflegeprozesses. Des Weiteren kann es zu Kommunikationsfehlern kommen, sodass es zu Doppelarbeit, Dokumentationsfehlern oder sogar zu Unterlassungen von Arbeitsschritten kommt. Weiterhin ist eine starke Monotonie bei der täglichen Arbeit zu verzeichnen und die Hierarchiebeziehungen in der Pflege werden verfestigt. Die Funktionspflege wird von den meisten Patienten und den Berufsverbänden aufgrund der Nachteile abgelehnt (vgl. Bartholomeyczik, 2016, o. S.). Neben der Funktionspflege existiert noch die Bereichspflege. Unter der Bereichspflege versteht man die Unterteilung des Gesamtarbeitsbereiches in mehrere Arbeitsbereiche. Hier können den Pflegekräften bestimmte Zimmer oder ganze Gruppen überlassen werden. Während der gesamten Schicht betreut die Pflegekraft ihre Patienten ganzheitlich und vollzieht alle notwendigen Pflegehandlungen eigenständig am Patienten. Vorteile des Systems sind, dass der Patient während der gesamten Schicht eine feste Ansprechperson hat, welche sich um alle Belange und Bedürfnisse kümmert. Ein Nachteil aus diesem System besteht darin, dass die Zuständigkeit der Pflegekraft nach der Schicht endet. Die dritte Kategorie innerhalb der Pflegeorganisationssysteme stellt die Bezugspflege dar. Hier wird dem Patienten bereits bei der Aufnahme eine feste Pflegekraft zugeordnet, die für die Versorgung des Patienten von der Aufnahme bis zur Entlassung zuständig ist. Während der Abwesenheit dieser Pflegekraft existiert eine Vertretungsregelung. Die Vertretung muss sich jedoch strikt an den, von der primären Pflegekraft erstellten Pflegeplan halten. Ein großer Vorteil in diesem System ist, dass der Patient stets einen festen Ansprechpartner hat, der den Patienten vollumfänglich kennt und sich um alle Bedürfnisse und Belange kümmert. Der Patient wird ganzheitlich betrachtet und versorgt. In deutschen Krankenhäusern ist jedoch eine Mischform aus Funktions-, Bereichs- und Bezugspflege sehr häufig (vgl. Gaertner; Gerber; Gansweid, 2017, o. S.).

1.6. Gesundheitsökonomische Relevanz

Krankenhäuser unterliegend zunehmend ökonomischen Zwängen. Das führt zu einer Einschränkung der Sach- und Personalkosten. Dennoch wird die Behandlung von Menschen mit Demenz im Fallpauschalensystem (Diagnosis Related Groups [DRG]) nicht tragfähig abgebildet (vgl. Isfort et al., 2012, S. 57). Im Jahr 2017 beliefen sich die Gesundheitsausgaben in Deutschland auf rund 375 Mrd. €. Dies entspricht einem Zuwachs von 4,7 % im Vergleich zum Vorjahr (vgl. Destatis, 2019c, o. S.). Laut Gesundheitsberichterstattung des Bundes (gbe-bund) betrug die durchschnittliche Verweildauer von Patienten in deutschen Krankenhäusern im Jahr 2017 circa 7,3 Tage (vgl. gbe-bund, 2017, o. S.). Die Krankheitskosten für die Behandlung dementer Patienten betrugen im Jahr 2015 rund 15 Mio. € (vgl. gbe-bund, 2015, o. S.). Demente Patienten stellen eine hochvulnerable Patientengruppe dar, die deutlich höheren Risiken ausgesetzt sind. Demente Patienten weißen eine längere Verweildauer auf und verursachen dadurch höhere DRG-Entgelte im Vergleich zu Patienten ohne Demenz. Die Verweildauer von dementen Patienten ist durchschnittlich 1,4 Tage länger als bei Patienten ohne Demenz (vgl. Motzek; Junge; Marquardt, 2017, S. 65).

3. Methodik

Da zum Thema Demenz und zur Beantwortung der Forschungsfrage vielfältige Literatur existiert, hat sich der Verfasser dieser Arbeit für eine reine Literaturrecherche entschieden. Zunächst erfolgte eine unsystematische Literaturrecherche durch Suchmaschinen im Internet zu dem Thema Demenz im Krankenhaussetting. Während dieser unsystematischen Suche erfolgte eine Festlegung von Schlüsselbegriffen, welche für die weitere, differenzierte und systemische Suche in Fachdatenbanken dienten. Als Fachdatenbanken wurden PsychPub, PubMed und die Springerbibliothek verwendet. Folgende Schlüsselwörter wurden verwendet: Alter, Alterspyramide, Alzheimer-Demenz, Alzheimer-Krankheit, Begleitung, Unterstützung, Betreuung, Pflege, dementer Patient, Demenz, demografischer Wandel, demografische Entwicklung, Demografie, Krankenhaus, Pflegefachkraft, Kosten, Pflegeorganisationssysteme, Pflegesysteme,

Behandlungskosten, DRG, Ökonomische Relevanz. Für die Literaturrecherche in den Fachdatenbanken wurden die bekannten Booleschen Operatoren und Trunkierungen verwendet. Zusätzlich wurden alle Schlüsselbegriffe ins Englische übersetzt und es erfolgte eine erneute Suche in den Fachdatenbanken auf Englisch. Weiterhin zog der Verfasser bestimmte Fachzeitschriften aus dem pflegerischen Bereich in seine Suche ein. Darunter waren die Zeitschriften Die Schwester/Der Pfleger, Heilberufe, die Zeitschrift für psychiatrische Pflege heute, sowie die Zeitschrift für Gerontologie und Geriatrie. Das Statistische Bundesamt und die Gesundheitsberichterstattung des Bundes stellten eine gute Anlaufstelle für statistische Daten zur demografischen Entwicklung, sowie zum Gesundheitssystem in Deutschland dar, sodass diese die primären Anlaufstellen für alle statistischen Suchen waren. Weiterhin wurden die Internetseiten von spezifischen Institutionen/Vereinen durchsucht, welche sich mit den Themen Pflege und Demenz besonders intensiv auseinandersetzen. Hier wurden vor allem die Seiten des Medizinischen Dienstes der Krankenversicherung, die Alzheimer-Forschungsinitiative e.V., die deutsche Alzheimer Gesellschaft e.V., das Bundesministerium für Familie, Senioren, Frauen und Jugend, sowie das Bundesministerium für Gesundheit besucht. Dem Verfasser war bei der Recherche die Aktualität der Daten wichtig, sodass er vor allem die aktuellen statistischen Daten ausgewählt hat. Bei der Recherche im Ergebnisteil hat sich der Verfasser auf Literatur konzentriert, welche nicht älter als 20 Jahre war. Ausgeschlossen wurden Gruppenprojekten von Unternehmen, da diese meist keine ausreichenden wissenschaftlichen Grundlagen darstellten und meist subjektive, oder intersubjektive Ergebnisse nachwiesen.

4. Ergebnisse

„Die Versorgung von Menschen mit Demenz ist nicht nur eine gesamtgesellschaftliche Herausforderung. Sie stellt auch eine große Herausforderung für das professionelle Gesundheits- und Pflegewesen dar (…)" (Isfort et al., 2012, S. 16). Die Betroffenen bedürfen eine besondere Betreuung und Achtsamkeit sowie einen erhöhten pflegerischen und ärztlichen Betreuungsaufwand (vgl. Isfort et al., 2012, S. 57). „Nur so ist es möglich, ihren spezifischen Problemen und Wünschen gerecht zu werden und weiteren, sich aus der Demenzerkrankung ergebenden Problemen, vorzubeugen" (Isfort et al., 2012, S. 57). Schließlich steht der Mensch mit seiner individuellen Lebenssituation im Mittelpunkt der Betrachtung von Pflege und Medizin.

Die Bundesregierung hat die Benachteiligung von dementen Patienten innerhalb der Pflegebedürftigkeitsfeststellung aufgegriffen und durch das zweite Pflegestärkungsgesetz einen Reformwandel in der Pflegebegutachtung vorgenommen. Gleichzeitig hat die Regierung einen neuen Pflegebedürftigkeitsbegriff definiert. Die Selbstständigkeit ist nun das Maß für die Pflegebedürftigkeit (vgl. MDS, 2019, S. 3). „Im Mittelpunkt der Begutachtung stehen die Fragen: Wie selbstständig ist der pflegebedürftige Mensch bei der Bewältigung des Alltags – was kann er und was kann er nicht mehr? Und wobei wird Unterstützung benötigt?" (MDS, 2019, S. 3). Mit der Neudefinition des Pflegebedürftigkeitsbegriffes stehen nun die Ressourcen im Fokus der Begutachtung mit der Frage, wie diese erhalten und gestärkt werden können (vgl. MDS, 2019, S. 3). Für die dementen Patienten hat die Neudefinierung des Pflegebedürftigkeitsbegriffes und durch die Implementation des neuen Begutachtungsassessments Vorteile gebracht. Bis dahin war die Begutachtung lediglich auf körperliche Einschränkungen bezogen und (geronto-)psychiatrische Einschränkungen fanden keine Berücksichtigung in der Begutachtung. Demnach erhielten die meisten dementen Patienten geringere Leistungen, auch wenn sie kognitiv nicht in der Lage waren, ihre alltäglichen Aufgaben eigenständig zu meistern. Durch das neue Assessment änderte sich vieles in der Begutachtung der Pflegebedürftigen und die dementen Patienten werden seither mehr berücksichtigt. Denn körperliche, kognitive und psychiatrische Einschränkungen finden nun gleichwertig Berücksichtigung in der Begutachtung. Somit werden die Nachteile, die bislang bestanden, ausgeglichen (vgl. MDS, 2019, S. 22).

Während des Krankenhausaufenthaltes benötigen insbesondere Demenzerkrankte und dessen Bezugspersonen eine besondere Aufmerksamkeit, sowie Sensibilität zur Unterstützung in dieser schwierigen Situation (vgl. Isfort et al., 2012, S. 64).

Die Bevölkerung erwartet von den professionell Pflegenden eine geeignete Kompetenz im Umgang mit dementen Patienten. Wesentliche Probleme in der Versorgung von dementen Patienten im Krankenhaus sind zum einen, dass sie der starken Strukturierung, sowie der Beschleunigung von außen nicht mithalten können. Die Betroffenen nehmen die Aufenthalte im Krankenhaus eher als irritierend wahr. Vielfältige Eindrücke und wechselnde Personen verstärken diese Irritation. Als Folgen dieser Irritation können Rückzug, Aggressionen und ein verstärktes herausforderndes Verhalten sein. Durch diese Verhaltensweisen werden nicht nur die diagnostischen und therapeutischen Maßnahmen im Krankenhaus behindert, sondern sie wirken sich stark belastend auf das gesamte Personal im Krankenhaus aus (vgl. Isfort et al., 2012, S. 16).

Aber auch der demente Patient ist durch den Krankenhausaufenthalt psychisch sehr belastet. Dieser wird (gegen seinen Willen) in eine fremde Umgebung verlegt, erlebt eine für ihn sehr chaotische Atmosphäre und wird an der Erkundung seiner „neuen Umwelt" gehindert. Dadurch werden die Betroffenen zunehmend ängstlich und aggressiv. Sie stören durch ihren Erkundungsdrang die organisatorischen Abläufe und lehnen des Öfteren (aufgrund von Angst) therapeutische Maßnahmen ab. Zudem gefährden sie gelegentlich Mitpatienten, sind nächtlich unruhig und beanspruchen übermäßig viel Zeit des

Krankenhauspersonals. Aus der Not heraus werden sie dann fixiert oder sediert. (vgl. BMFSFJ, 2002, S. 175). Die notwendigen Maßnahmen können vom Krankenhausteam nicht vollumfänglich erbracht werden. Es kommt im Verlauf zu einer starken Differenz zwischen dem Normanspruch an die Arbeit der Pflegenden und der Realität, welche der betroffene Patient gestaltet und nicht das Krankenhausteam (vgl. Isfort et al., 2012, S. 16).

In einer bundesweiten Befragung von leitenden Pflegekräften gaben rund 76 Prozent der Befragten an, dass die Mehrkosten zur Umsetzung von demenzsensiblen Konzepten eine Barriere darstellen. Rund 66 Prozent der Befragten gaben an, dass sie die Dominanz des DRG-Systems als kritisch für die Versorgungskonzepte von Menschen mit Demenz ansehen, da diese die Prozessabläufe im Krankenhaus bestimmen und die bedarfs- und versorgungsorientierte Ausrichtung vernachlässigen. Die befragten Leitungskräfte sehen das DRG-System als innovationshemmend an und beschreiben die Kultur eher als rationalisierend statt bedürfnissorientiert (vgl. Isfort et al., 2014, S. 8).

4.1. Ergebnisse zur Prozessoptimierung

Um die Versorgung von dementen Patienten zu verbessern, sollten die Krankenhäuser dringend umdenken und ihre Prozesse auf die Bedürfnisse der Patienten abstimmen. Ein wichtiger Punkt ist die Einbindung von Angehörigen. Diese stellen eine wichtige Bezugsperson für den dementen Patienten dar, wirken beruhigend auf den Betroffenen ein, verhindern oder minimieren die Entstehung von Verhaltensauffälligkeiten und sorgen für eine deutliche Entlastung des Krankenhauspersonals (vgl. BMFSFJ, 2002, S. 175; vgl. Isfort et al., 2012, S. 60 f.; vgl. Isfort et al., 2014, S. 11). Weiterhin sollten Angehörige zur Versorgungsoptimierung in den elektiven Aufnahmeprozess eingebunden werden und können den dementen Patienten zu diagnostischen und therapeutischen Maßnahmen begleiten und ihm dadurch Ruhe und Sicherheit vermitteln. Angehörige sollten auch in die Visite (sog. Angehörigenvisiten) einbezogen werden. Bei diesen Angehörigenvisiten nehmen der behandelnde Arzt, die betreuenden Pflegekräfte, sowie die Bezugsperson, bzw. der Angehörige teil. Angehörigensprechstunden stellen eine weitere Optimierung der Versorgungsqualität dar und sind vor allem eine Verbesserung für die Entlassprozesse. Diese Angehörigensprechstunden erfolgen mit der Bezugsperson/dem Angehörigen, sowie mit einem multidisziplinären Team. Dieses multidisziplinäre Team besteht aus dem behandelnden Arzt, der zuständigen Pflegekraft, dem zuständigen Sozialdienst-Mitarbeiter, sowie den behandelnden Therapeuten. Durch diese multidisziplinäre Zusammenarbeit mit den Angehörigen und dem speziellen Team wird eine qualitativ bessere Überleitung in die poststationäre Versorgung vollzogen und Kommunikationsbarrieren werden überwunden (vgl. Isfort et al., 2012, S. 60 ff.).

Die Besuchszeiten sollten zwingend an die Bedürfnisse des dementen Patienten ange-passt werden. So kann die Bezugsperson nach den Bedürfnissen des Betroffenen auf Station sein und nicht nach vordefinierten Zeiten. Sollte ein Patient beispielsweise eher zu den frühen Morgenstunden, oder zu den späten Abendstunden zu Unruhe tendieren, so kann eine beruhigende Intervention durch die Angehörigen stattfinden und die Pflege wird gleichzeitig entlastet (vgl. ebd.).

Auch wenn keine multidisziplinäre Zusammenarbeit innerhalb einer Angehörigensprech-stunde stattfindet, bzw. stattfinden kann, so sollte zumindest die Beratung und Betreu-ung durch den Sozialdienst sichergestellt werden. Eine Überleitung in den nachstationä-ren Bereich wird durch den Sozialdienst organisiert und die Verlegung, bzw. weitere Be-treuung wird sichergestellt. Auch hier ist ein guter Kontakt zwischen Stationspersonal, Angehörigen und dem Sozialdienst wichtig (vgl. ebd.).

Die nachfolgende Abbildung visualisiert die multidisziplinäre Zusammenarbeit, welche für die Versorgung, Betreuung und Überleitung in den nachstationären Bereich von gro-ßer Bedeutung ist und weiterhin sehr zum Genesungs- und Wohlfühlprozess beiträgt:

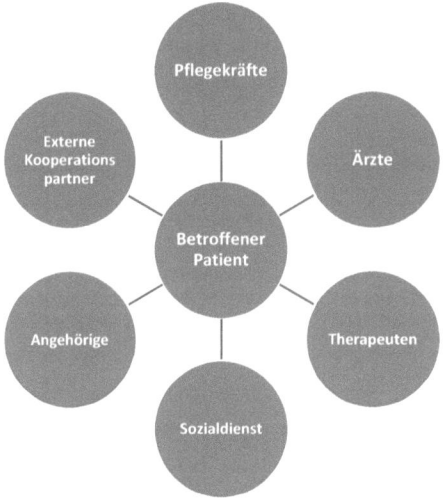

Abb. 4: Multidisziplinäre Zusammenarbeit (vgl. Isfort et al., 2012, S. 60 ff.).

Weiterhin besteht die Möglichkeit, den Bezugspersonen Übernachtungsmöglichkeiten zu stellen, sofern die Betroffenen davon profitieren und eine medizinische Indikation be-steht. Eine medizinische Indikation liegt beispielsweise vor, wenn der Betroffene in der Nacht zu starker Angst und Unruhe tendiert, die durch Interventionen von Angehörigen gemildert oder verhindert werden können. Dies stellt zum einen eine enorme Entlastung der Pflegenden dar, zum anderen kann den Betroffenen Sicherheit vermittelt werden. Die Aufnahme von Begleitpersonen aus medizinischer Indikation kann über die gesetzliche Krankenversicherung abgerechnet werden (vgl. Isfort et al., 2012, S. 61; vgl. §1, Vereinbarung von Zuschlägen für die Aufnahme von Begleitpersonen nach § 17b, Abs. 1, Satz 4, KHG).

Für alle Patienten ist Kontinuität wichtig. Die Einrichtungen sollten auf eine geringe Fluktuation im Pflegedienst achten, sodass die professionell Pflegenden eine Beziehung zu den Betroffenen aufbauen können. Zu überlegen ist der Aufbau eines Bezugspflegesystems wie das Primary Nursing (vgl. Isfort et al., 2012, S. 29.). Aber auch durch eine Kontinuität im Personaleinsatzmanagement kann eine hohe (stationsinterne) Fluktuation vermieden werden (Anm. d. Verf.).

Wie bereits erwähnt stellen Bezugspersonen und pflegende Angehörige einen elementaren Bezugspunkt zu den dementen Patienten dar und dienen zudem als wertvolle Informationsquelle. Die Angehörigen sollten, so weit wie möglich, in die Betreuung und in den Krankenhausalltag eingebunden werden. Beispielsweise können sie die Betroffen zu diagnostischen und therapeutischen Maßnahmen begleiten, können bei der Grundpflege aktiv sein, oder können bei unruhigen oder ängstlichen Betroffenen verweilen. Die Einbindung der Angehörigen erleichtern die Interventionen durch das Personal erheblich und entlasten die professionelle Pflege. Die Einrichtung sollte ein gelungenes Versorgungskonzept erarbeiten, um diese Ressource besser zu nutzen (vgl. Isfort et al., 2012, S. 29).

Um den Betroffenen Ruhe und Sicherheit zu vermittelt empfiehlt es sich, einen Raum zu kreieren, welcher mit spezifischen, schützenden und milieutherapeutischen Elementen ausgestattet ist. Dies steigert das Wohlbefinden der Betroffenen und senkt das Konfliktpotenzial gegenüber Mitarbeitern und/oder Mitpatienten (vgl. Isfort et al., 2012, S. 29).

Ein weiterer und wichtiger Punkt ist ein geregelter Tag-Nacht-Rhythmus. Um Ängste und eine Vernachlässigung der Ressourcen zu vermeiden, empfiehlt sich, eine zielgerichtete, den Bedürfnissen der Betroffenen entsprechend ausgerichtete Strukturierung des Tagesablaufes. Hier können einzel- sowie gruppentherapeutische Maßnahmen angeboten werden. Das Nichtstun wird hierdurch verhindert und der Tag-Nacht-Rhythmus wird gefördert. Da Menschen mit Demenz sich selbst nicht organisieren können, muss hier die Einrichtung durch Organisationsoptimierungen aktiv werden (vgl. Isfort et al., 2012, S. 29 f.). Um diese Prozesse zu optimieren empfiehlt es sich, einen Demenzbeauftragten zu benennen (vgl. Isfort et al., 2012, S. 59). „Zur Sicherung einer professionellen Betreuung und Therapie und zum Aufbau eines entsprechenden Konzeptes sind speziell geschulte Demenzbeauftragte sinnvoll" (Isfort et al., 2012, S. 59). Die beauftragten Personen sollten (wenn möglich) aus dem medizinischen und pflegerischen Bereich kommen, um die Kompetenz aus beiden Bereichen zu vertreten. Demenzbeauftragte haben als Aufgaben, sich für die speziellen Belange und Anforderungen von dementen Patienten einzusetzen und dessen Interessen zu vertreten. Des Weiteren können sie das Personal auf Station schulen und Betreuungstätigkeiten übernehmen (vgl. Isfort et al., 2012, S. 59). Die Universitätsmedizin Mainz (UMM) hat, um den besonderen Versorgungsbedarf dementer Patienten gerecht zu werden, eine Servicestelle für Patienten mit Demenz eingerichtet. Die Betroffenen erhalten direkte und unmittelbare Unterstützung, die sie für ihren Genesungsprozess im Krankenhaussetting benötigen (vgl. UMM, 2020, o. S.). Die Leistungen der Servicestelle sind vielfältig und nachfolgend dargestellt (vgl. UMM, 2020, o. S.):

- Die UMM bietet einen persönlichen Begleitdienst an, welcher betroffene Patienten mit Gedächtnis- und Orientierungsstörungen innerklinisch begleitet.
- Die Pflegekräfte werden durch Pflegeexperten in diesem Bereich, bei der Betreuung von dementen Patienten unterstützt.
- Zusätzliche Präsenzkräfte unterstützen die Pflegenden bei der Betreuung dieser Patientengruppe auf Station.
- Die Servicestelle bietet, auf die individuellen Bedürfnisse des Betroffenen ausgerichtete Aktivitäten zur Tagesgestaltung an.
- Bei organisatorischen Fragen rund um den Krankenhausaufenthalt können betroffene Patienten und dessen Angehörige, durch die Servicestelle beraten werden.
- Auch bei demenzspezifischen Fragen können Angehörige und Patienten ein Beratungsangebot der Servicestelle annehmen.
- Die Mitarbeiter der Servicestelle beraten das Stationspersonal im Umgang mit dementen Patienten.
- Zudem organisiert die Servicestelle alle betrieblichen Fort- und Weiterbildungsmaßnahmen innerhalb dieser Thematik, um die Pflegekräfte in diesem Gebiet weiter zu professionalisieren.

Um die Prozesse zur Versorgung von dementen Patienten im klinischen Setting zu optimieren und um genügend personelle Ressource zur Verfügung zu stellen, die für solche Prozesse dringend benötigt werden, sollte das Ehrenamt ausgebaut werden. Ein solches, wie oben beschriebenes Betreuungssystem ist für Menschen mit Demenz nicht nur wünschenswert, sondern auch in dem Kontext notwendig, dass die beruflich Pflegenden entlastet werden. Ehrenamtlichen geben Strukturen an die Betroffenen weiter, minimieren Langeweile durch Gespräche, Spaziergänge oder Gesellschaftsspiele und vermitteln ein gewisses Gefühl von Anerkennung, Wertschätzung und Akzeptanz gegenüber den Betroffenen. Sie wirken nicht nur entlastend für die Pflegekräfte auf Station, sondern auch für die Angehörigen der betroffenen Patienten. Wichtig ist hierbei, dass das Ehrenamt in den Einrichtungen gepflegt, gefördert, geschult und entwickelt wird (vgl. Isfort et al., 2012, S. 64 ff.).

Es existieren in der Literatur viele Konzepte für ein demenzsensibles Krankenhaus. Mit bedauern haben sich diese bislang in deutschen Krankenhäusern nicht flächendeckend durchsetzen können. Der Transformationsprozess zu einem demenzsensiblen Kranken-haus lässt sich anhand der Struktur-, Prozess- und Ergebnisebenen anschaulich be-schreiben (vgl. Kirchen-Peters; Krupp, 2019, S. 24).

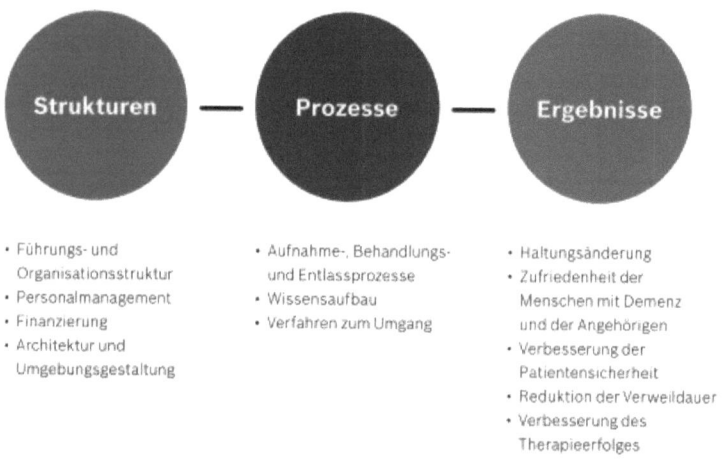

Abb. 5: Demenzsensibilität im Krankenhaus (Kirchen-Peters; Krupp, 2019, S. 24).

Die Abbildung fünf verdeutlicht, wie umfangreich eine Implementation von Demenzsen-sibilität im Krankenhaussetting ist. Auf der Struktureben sollten sich die Einrichtungen die Fragen stellen, wie das Leitungs- und Personalteam für die neue Herausforderung „Demenzsensibilität" aufgestellt ist, welche finanziellen Voraussetzungen notwendig (oder vorhanden) sind und wie die architektonischen Gegebenheiten der Einrichtung sind. Auf der Prozessebene sollte eine Reflexion der Aufnahme-, Behandlungs- und Ent-lassprozesse stattfinden, welche überarbeitet und (neu) implementiert werden müssen. Auf der Ergebnisebene sollte sich die Einrichtung die Fragen stellen, was bereits in den verschiedenen Abteilungen erreicht wurde, um dem Ergebnis des demenzsensiblen Krankenhauses näher zu kommen. Beispielsweise ist eine Haltungsänderung der Mitar-beiter wichtig und eine Steigerung der Zufriedenheit von Patienten mit Demenz, bzw. dessen Angehörigen. Des Weiteren ist auch das Outcome der Patienten und die Ver-weildauer dieser Patientengruppe ein wichtiger Parameter, um beurteilen zu können, wo sich das Unternehmen auf dem Weg zum demenzsensiblen Krankenhaus befindet (vgl. Kirchen-Peters; Krupp, 2019, S. 24 f.).

4.2. Ergebnisse zu weiteren Maßnahmen

In der Literatur finden sich weitere Empfehlungen für die tägliche Krankenhauspraxis, um die Versorgungsqualität und -prozesse von Patienten mit Demenz besser zu gestalten. Nachfolgend erfolgt eine Auflistung:

- Um die Arbeit der Stationsteams zu entlasten und um einen Backgrounddienst für Rückfragen für das Personal zu haben, sollte ein Konsildienst in die Prozesse integriert werden. Dieser Dienst besteht aus spezialisierten Fachkräften, welche sich mit dem Thema Demenz gut auskennen. Sie können das Stationspersonal medizinisch wie auch pflegerisch Beraten (vgl. Isfort et al., 2012, S. 28).

- Um die Komplexität des Krankheitsbildes Demenz vollumfänglich abzudecken empfiehlt sich, ein multiprofessionelles Behandlungs- und Betreuungsteam zu implementieren. Dieses sollte bei Bedarf regelmäßige Fallbesprechungen oder Supervisionen in den „bedürftigen" Bereichen durchführen (vgl. Isfort et al., 2012, S. 28 f.).

- Es ist für die Prozessoptimierung im Unternehmen wichtig, strukturierte Behandlungspfade zu erstellen, die baulichen Gegebenheiten, sowie die Prozesse zu optimieren, um die Behandlung dieser Patientengruppe qualitativ zu verbessern (vgl. Isfort et al., 2012, S. 57 f.).

- Eine weitere Empfehlung für die Praxis ist, die Sensibilität bei den Mitarbeitern zu fördern. Betroffene mit Demenz sind nicht in der Lage, sich an das Geschehen im Krankenhaus anzupassen und für sich selbst zu sorgen. Daher bedarf es von den Pflegenden eine hohe Sensibilität, die Bedürfnisse der Betroffenen zu erkennen und zu berücksichtigen. Dies gelingt durch Schulung der Mitarbeiter (vgl. ebd.).

- Die Schulung der Mitarbeiter stellt einen wichtigen Aspekt dar. Das Thema Demenz zeigt wie wichtig es ist, sich mit dem gesellschaftlichen Wandel und dem Krankheitsbild auseinanderzusetzen. Da alle am Prozess beteiligten Berufsgruppen bei der Versorgung von dementen Patienten vor große Herausforderungen gestellt werden ist es ratsam, dass interne Fortbildungsangebot auszubauen (vgl. Isfort et al., 2012, S. 66 ff.). Innerhalb der Umfrage im Pflege-Thermometer 2014 gaben lediglich rund 31 Prozent der Leitungskräfte an, dass sie die Kompetenz ihrer Mitarbeiter zum Thema Demenz mit gut oder sehr gut bewerten würden. Beim Kenntnisstand rund um das Thema Delir gaben die Teilnehmer noch geringere Werte an. Hier würden Sie einen guten oder sehr guten Kenntnisstand lediglich mit 27 % deklarieren. Rund 74 % der befragten Leistungskräfte würden ihre Mitarbeiter gerne zu Demenzschulungen schicken. Rund 72 Prozent der Befragten sehen auch einen Fortbildungsbedarf im Bereich von rechtlichen

15

Aspekten bei der Versorgung dieser Patientengruppe als notwendig an (vgl. Isfort et al., 2014, S. 10). Ziel des Fortbildungsangebot sollte sein, die fachlichen und interpersonellen Kompetenzen der Mitarbeiter zu stärken und auszubauen (vgl. Isfort et al., 2012, S. 28). Mögliche Inhalte des Schulungsangebotes wären:

- o eine Auffrischung über das Krankheitsbild Demenz, sowie die Lehre über die Anzeichen einer Demenz. Damit wird sichergestellt, dass das Personal schneller die (psychosozialen) Auswirkungen auf die Umgebung abwenden können (vgl. Isfort et al., 2012, S. 57 f.).
- o Die Persönlichkeiten der Mitarbeiter müssen durch Schulungen gestärkt werden, damit diese dem fordernden und belastendem Verhalten der Patienten standhaft bleiben. Hilflosigkeit und Überforderung der Mitarbeiter kann so entgegengewirkt werden (vgl. ebd.).
- o Durch entsprechende Schulungen sollte eine empathischen Handlungsstrategie bei den Mitarbeitern gefördert werden. Jeder Mitarbeiter sollte eine Atmosphäre der Offenheit und Toleranz vorleben, indem der sensible Umgang mit eigenen oder fremden Emotionen Normalität darstellt (vgl. ebd.).
- o Des Weiteren ist die Fortbildung in den Kommunikationsstrategien, insbesondere der Validation, wichtig und notwendig für die Versorgung der Betroffenen. Mit der Validation wird das Ziel verfolgt, möglichst deeskalierend und präventiv gegen herausforderndes Verhalten zu agieren. Weiterhin sollte das Krankenhausteam weniger krankheitsorientiert denken und agieren, sondern eine ressourcenorientierte und ganzheitliche Versorgung der Betroffenen anstreben (vgl. Isfort et al., 2012, S. 66 ff.; vgl. Isfort et al., 2012, S. 28).
- o Als letzter Punkt ist ein verbesserter Kenntnisstand rundum alle rechtlichen Aspekte bei der Versorgung von dementen Patienten notwendig (vgl. Isfort et al., 2012, S. 66 ff.). Beispielsweise sind hier die Einwilligungsfähigkeit, das Betreuungsrecht und die Freiheitsentziehung zu nennen (Anm. d. Verf.).

- Zuletzt ist zwingend zu erwähnen, dass die Demenzarbeit immer als Netzwerkarbeit angesehen und gelebt werden sollte. Die Unternehmen sollten sich ein Netzwerk aus den verschiedenen Ansprechpersonen und den wichtigsten Institutionen aufbauen. Wohngruppen, Demenzcafès, Beratungsstellen, ambulante Pflegedienste, Essen auf Rädern, u.v.m. sind Institutionen und Vereine, welche die Versorgung von Menschen mit Demenz im außerklinischen Setting

unterstützen können. Dieses Netzwerkt unterstützt die Überleitung in den post-
stationären Bereich. Ein gut aufgestelltes Netzwerkt erleichtert die Prozesse im
Krankenhaus, da hier weniger Arbeitsaufwand investiert werden muss, um die
Betroffenen poststationär optimal versorgen lassen zu können (vgl. Isfort et al.,
2012, S. 72 ff.). Dass die Netzwerkarbeit komplex und wichtig ist, verdeutlichst
die nachfolgende Abbildung von Isfort et al.:

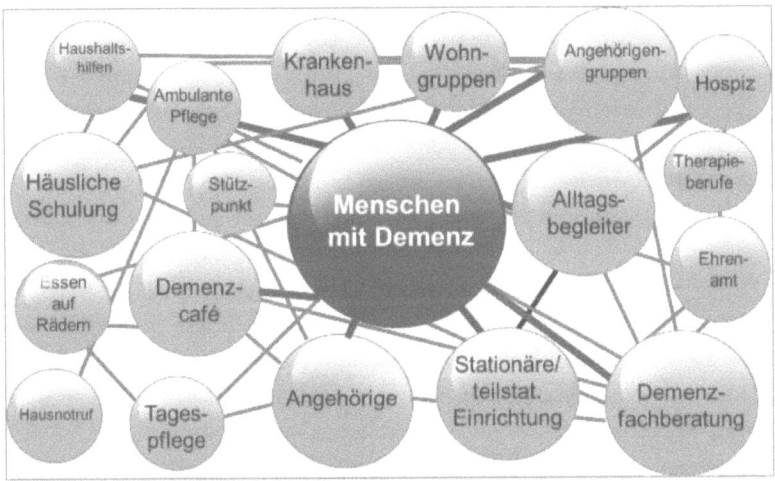

Abb. 6: Demenz als Netzwerkaufgabe (Isfort et al., 2012, S. 73).

5. Diskussion

Demenz ist ein Krankheitsbild, bei dem sich im Verlauf der Erkrankung zunehmend das
Gedächtnis, sowie die denk-, sprach- und motorischen Fähigkeiten verschlechtern (vgl.
Alzheimer Forschung Initiative e.V., 2020, o. S.). In Deutschland leben mit rund 1,7 Millionen Menschen und jährlich rund 300.000 Neuerkrankungen viele Betroffene (vgl.
Deutsche Alzheimer Gesellschaft e.V., 2020, o. S.). Die Versorgung dieser Patientengruppe ist nicht nur eine gesamtgesellschaftliche Herausforderung, sie stellt auch das
professionelle Gesundheits- und Pflegewesen vor große Herausforderungen, da diese
Patientengruppe eine besondere Betreuung und Achtsamkeit, sowie einen erhöhten
pflegerischen und ärztlichen Betreuungsaufwand benötigen (vgl. Isfort et al., 2012, S.
16; vgl. Isfort et al., 2012, S. 57). Das Krankenhauswesens ist geprägt von einem deut-
lichen Personalmangel. Nach einer Hochrechnung sind circa 12.000 Vollkraftstellen im
Pflegebereich vakant und nach einer Studie werden bis 2030 rund 63.000 zusätzliche
Vollzeitstellen im Pflegedienst benötigt (vgl. Blum et al., 2019a, S. 32; vgl. Blum et al.,
2019b, S. 1055). Durch diese hohe Vakanz im Pflegebereich ergibt sich gleichzeitig auch
eine geringere Qualität in der Versorgung (vgl. Isfort et al., 2012, S. 64). Nach einer

Umfrage geben 80,8 % der befragten Pflegenden mit Krankenhauserfahrung an, zu wenig Zeit für die Betreuung und Versorgung von Krankenhauspatienten zu haben (vgl. Ciesinger et al., zit. n. Isfort et al., 2012, S. 18 f.). Dadurch kann der hohe Versorgungs- und Betreuungsbedarf nicht vollumfänglich erbracht werden. Es kommt zu einer Differenz zwischen dem Normanspruch an die Arbeit und der Realität (vgl. Isfort et al., 2012, S. 16). Die organisatorischen Abläufe in deutschen Krankenhäusern sind nicht auf Patienten mit Demenz ausgerichtet. Die Folge ist eine erhebliche Belastung für den Betroffenen (vgl. BMFSFJ, 2002, 176 f.). Es ist viel Kreativität und Empathie notwendig, um diese Patientengruppe zu betreuen. Zudem verschärft sich dieser Zustand durch die Einweisung in ein Krankenhaus. Den Betroffenen fällt es schwer, sich auf die schnellen Prozesse im Krankenhaus einzulassen (vgl. Löhr; Schulz; Behrens, 2014, S. 190). Der demografische Wandel ist in Deutschland deutlich zu erkennen. Die Geburtenrate ist rückläufig und die Gesellschaft wird immer älter. Nach Hochrechnungen des Statistischen Bundesamtes steigt der Anteil der über 67-jährigen bis 2050 auf 27 Prozent (vgl. Destatis, 2019a, o. S.). Die gesundheitsökonomische Relevanz kann aufgrund von fehlenden Daten nicht vollumfänglich dargestellt werden. Festzustellen ist aber, dass die Krankenhäuser zunehmend ökonomischen Zwängen ausgeliefert sind, was zu Einschränkungen der Sach- und Personalkosten führt. Weiterhin wird die Behandlung von Menschen mit Demenz im DRG-System nicht vollumfänglich dargestellt (vgl. Isfort et al., 2012, S. 57). Grundsätzlich ist aber zu erkennen, dass die Gesundheitsausgaben in Deutschland stark zunehmen. Diese beliefen sich im Jahr 2017 auf rund 375 Millionen Euro und sind im Vergleich zum Vorjahr um 4,7 % gestiegen (vgl. Destatis, 2019c, o. S.). Menschen mit Demenz verweilen rund 1,4 Tage länger in Krankenhäusern und verursachen hierdurch höhere DRG-Entgelte (vgl. Motzek; Junge; Marquardt, 2017, S. 65). Die Kosten für die Behandlung dementer Patienten beliefen sich im Jahr 2015 auf rund 15 Millionen Euro (vgl. gbe-bund, 2015, o. S.).

Die hier dargestellten Ergebnisse zeigen, dass ein Wandel in der Versorgungs- und Betreuungskultur von Menschen mit Demenz im Krankenhaussetting dringend notwendig ist, auch wenn die Einrichtungen in Zeiten des DRG-Systems stark mit ökonomischen Zwängen kämpfen müssen. Der Bedarf an eine angepasste Betreuungs- und Versorgungsstruktur in den Krankenhäusern ist hoch und für alle Betroffenen ist eine Transformation wünschenswert, um sie bedarfsgerecht und würdevoll zu versorgen.

Lösungen sehen je nach Setting unterschiedlich aus und müssen individuell auf das entsprechende Setting (hier das Krankenhaus) abgestimmt werden. Die verschiedenen Settings kämpfen mit unterschiedlichen Formen und Ausprägungen von Handlungsdruck, Finanzierungszwang, Fachkräftemange und weiteren Problemen (vgl. Isfort et al., 2012, S. 17).

Der Verfasser fand in der Literatur viele identische Ergebnisse zur Optimierung der Qualitäts- und Prozessstrukturen in Krankenhäusern, um demente Patienten bedarfsgerechter zu versorgen. Es fällt auf, dass die vorhandenen Studien, Projekte und Handlungsempfehlungen meist zu den gleichen Ergebnissen kommen: Die Einrichtung sollten umdecken, sich weiterqualifizieren und ihre Prozesse an den „neuen" Bedarf anpassen.

6. Fazit für die Praxis

Die Förderung von Projekten und/oder zusätzliche Berechnungs- und Abrechnungsmöglichkeiten für Betroffene mit Demenz sind derzeit nicht in Sicht und auch nicht in Aussicht gestellt. Die Träger sind vielmehr selbst gefordert, durch ihr vorhandenes Budget nach Lösungen zu suchen und Mittel für innovative Versorgungsstrukturen oder Bildungsmaßnahmen einzusetzen (vgl. Isfort et al., 2012, S. 18 f.). Unternehmen, welche eine umfassende und gute Versorgung von Betroffenen mit Demenz in ihrer Einrichtung umsetzen haben die Chance, sich qualitativ von anderen Einrichtungen abzugrenzen und abzuheben. Sie positionieren sich mit ihrer Spezifikation auf dem Markt und machen so auf sich aufmerksam. Im Hinblick auf die demografische Entwicklung in Deutschland und der starken Zunahme von dementen Patienten zeigen sich folgende Empfehlungen für die Praxis, denn die Einrichtungen sollten...

- ➤ ...ihre Mitarbeiter zum Thema Demenz sensibilisieren und schulen.
- ➤ ...einen Pflegeexperten für Demenz ausbilden und in die Prozessoptimierungen einbinden.
- ➤ ...die klinischen Prozesse, vor allem in Schwerpunktbereichen, an die Bedürfnisse der Betroffenen adaptieren.
- ➤ ...die Angehörigen möglichst umfangreich in die Versorgungsprozesse mit einbeziehen (beispielsweise durch einen Einbezug im elektiven Aufnahmeprozess, durch Angehörigensprechstunden und -visiten, durch gelockerte Besuchszeiten, u.v.m.).
- ➤ ...ein multidisziplinäres Team aufbauen, sowie einen Konsildienst implementieren.
- ➤ ...auf eine geringe Fluktuation im Pflegedienst achten. Beispielsweise durch eine Anpassung des (stationsinternen) Personaleinsatzmanagements.
- ➤ .... ihr Pflegeorganisationssystem überdenken.
- ➤ ...sofern möglich, in den Schwerpunktbereichen einen Raum mit milieutherapeutischen Elementen kreieren, um den Betroffenen einen Rückzugsort zu bieten
- ➤ ...die Prozesse in den Schwerpunktbereichen überdenken und an die Bedürfnisse der Betroffenen adaptieren, sowie für Routine und einen geregelten Tag-Nacht-Rhythmus sorgen.

- ➢ ...das Ehrenamt als Chance ansehen, dieses nutzen, ausbauen, schulen und fördern.
- ➢ ...ein Netzwerk aufbauen und pflegen.

Aus dem Bedürfnis des Verfassers heraus ist letztlich nochmals zu erwähnen, dass die Unternehmen alles daransetzen sollten, den Betroffenen Aufmerksamkeit zu schenken und einen sensiblen und würdevollen Umgang sicherzustellen!

III. Literaturverzeichnis

Alzheimer Forschung Initiative e.V. (2020). *Ohne Geist-Andere Demenz-Formen.* https://www.alzheimer-forschung.de/alzheimer/wasistalzheimer/alzheimer-demenz/ (06.03.2020).

Augurzky, B.; Decker, S.; Hentschker, C.; Mensen, A. (2019). *Krankenhausreport 2019-Patient Blood Management.* https://www.barmer.de/blob/200246/97dc5e63677340532d5de29b0119881c/data/dl-report-komplett.pdf (06.03.2020).

Bartholomeyczik, S. (2016). *Funktionspflege.* https://www.pschyrembel.de/Funktionspflege/K08AG (15.03.2020).

Blum, K.; Löffert, S.; Offermanns, M.; Steffen, P. (2019a). *Krankenhaus Barometer 2019.* https://www.dki.de/sites/default/files/2019-12/2019_Bericht%20KH%20Barometer_final.pdf (06.03.2020).

Blum, K.; Offermanns, M.; Steffen, S. (2019b). *Pflege 2030 - Wie viele Pflegekräfte brauchen die Krankenhäuser?* Das Krankenhaus, 12 (1). S. 1054-1058.

BMFSFJ-Bundesministerium für Familie, Senioren Frauen und Jugend (Hrsg.) (2002). *Vierter Bericht zur Lage der älteren Generation in der Bundesrepublik Deutschland. Risiken, Lebensqualität und Versorgung Hochaltriger - unter besonderer Berücksichtigung demenzieller Erkrankungen,* Berlin.

Dangel, B. (2014). *Pflege in der gesundheitlichen Versorgung. 3.5.3 Pflegeorganisationssysteme.* In: Lauster, M.; Drescher, A.; Wiederhold, D.; Menche, N. Pflege Heute. München: Elsevier GmbH.

Destatis (2018). *Pressemitteilung Nr. 019 vom 18. Dezember 2018. 3,4 Millionen Pflegebedürftige zum Jahresende 2017.* https://www.destatis.de/DE/Presse/Pressemitteilungen/2018/12/PD18_501_224.html (06.03.2020).

Destatis (2019a). *14. koordinierte Bevölkerungsvorausberechnung für Deutschland.* https://service.destatis.de/bevoelkerungspyramide/#!y=2050 (06.03.2020).

Destatis (2019b). *Krankenhäuser-Einrichtungen, Betten und Patientenbewegung.* https://www.destatis.de/DE/Themen/Gesellschaft-Umwelt/Gesundheit/Krankenhaeuser/Tabellen/gd-krankenhaeuser-jahre.html (06.03.2020).

Destatis (2019c). *Pressemitteilung Nr. 109 vom 21. März 2019. Gesundheitsausgaben im Jahr 2017: +4,7 %.* https://www.destatis.de/DE/Presse/Pressemitteilungen/2019/03/PD19_109_23611.html (20.03.2020).

Deutsche Alzheimer Gesellschaft e.V. (2020). *Neues Informationsblatt der Deutschen Alzheimer Gesellschaft: Alle 100 Sekunden erkrankt in Deutschland ein Mensch an Demenz.* https://www.deutsche-alzheimer.de/ueber-uns/presse/artikelan-sicht/artikel/neues-informationsblatt-der-deutschen-alzheimer-gesellschaft-alle-100-sekunden-erkrankt-in-deutsch.html (06.03.2020).

Gaertner, T.; Gerber, H.; Gansweid, B. (2017). *Pflegesysteme [Theorie].* https://www.pschyrembel.de/Pflegesysteme%20%5BTheorie%5D/S0349/doc/ (15.03.2020).

Gbe-bund (2015). *Krankheitskosten Demenz.* http://www.gbe-bund.de/oowa921-in-stall/servlet/oowa/aw92/dboowasys921.xwdevkit/xwd_init?gbe.isgbe-tol/xs_start_neu/&p_aid=3&p_aid=69110657&nummer=63&p_sprache=D&p_in-dsp=6057&p_aid=91386364 (25.03.2020).

Gbe-bund (2017). *Durchschnittliche Verweildauer.* http://www.gbe-bund.de/oowa921-install/servlet/oowa/aw92/dboowasys921.xwdevkit/xwd_init?gbe.isgbe-tol/xs_start_neu/&p_aid=i&p_aid=56235404&nummer=79&p_sprache=D&p_in-dsp=5076&p_aid=61060817. (25.03.2020).

Gröning, K.; Lagedroste, C.; Weigel, L. (2015). *Demenz im Krankenhaus. Eine Auswertung der Projektstudien zu Demenz im Krankenhaus im Rahmen des Modellprojekts „Familiale Pflege unter den Bedingungen der G-DRG".* Bielefeld: AOK-Verlag.

Isfort, M.; Gehlen, D.; Kraus, S.; Busche, W.; Krause, O. (2012). *Menschen mit Demenz im Krankenhaus. Eine Handreichung der interdisziplinären Arbeitsgruppe der Diözesan-Arbeitsgemeinschaft der katholischen Krankenhäuser (DiAG) in der Erzdiözese Köln.*

Isfort, M.; Klostermann, J.; Gehlen, D.; Siegling, B. (2014). *Pflege-Thermometer 2014. Eine bundesweite Befragung von leitenden Pflegekräften zur Pflege und Patientenversorgung von Menschen mit Demenz im Krankenhaus.* Deutsches Institut für angewandte Pflegeforschung e.V. (Hrsg.), Köln.

Kirchen-Peters, S.; Krupp, E. (2019). *Praxisleitfaden zum Aufbau demenzsensibler Krankenhäuser.* Robert-Bosch-Stiftung (Hrsg.). Stuttgart: Offizin Scheufele.

Löhr, M.; Schulz, M.; Behrens, J. (2014). *Menschen mit Demenz im Krankenhaus. Möglichkeiten und Grenzen.* Psychiatrische Pflege heute, 20 (4), S. 189-195.

MDS (2019*). Die Selbstständigkeit als Maß der Pflegebedürftigkeit – Das neue Begutachtungsinstrument der sozialen Pflegeversicherung.* https://www.mdsev.de/fileadmin/dokumente/Publikationen/SPV/Begutachtungsgrundlagen/19-05-20_NBI_Pflegebeduerftigkeit_Fach-Info.pdf (22.03.2020).

Motzek, T.; Junge, M.; Marquardt, G. (2017). *Einfluss der Demenz auf Verweildauer und Erlöse im Akutkrankenhaus.* Zeitschrift für Gerontologie und Geriatrie, 50 (1), S. 59-66.

UMM – Universitätsmedizin Mainz (2020). Servicestelle für Patienten mit kognitiven Einschränkungen oder Demenz. https://www.unimedizin-mainz.de/pflegemanagement/pflegedienst/pflegeentwicklung/servicestelle-fuer-patienten-mit-kognitiven-einschraenkungen-oder-demenz.html (22.03.2020).

BEI GRIN MACHT SICH IHR WISSEN BEZAHLT

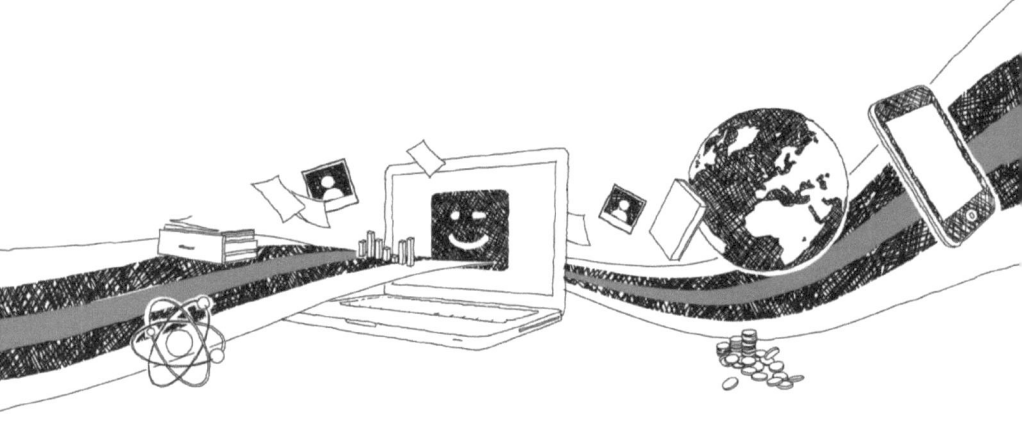

- Wir veröffentlichen Ihre Hausarbeit, Bachelor- und Masterarbeit

- Ihr eigenes eBook und Buch - weltweit in allen wichtigen Shops

- Verdienen Sie an jedem Verkauf

Jetzt bei www.GRIN.com hochladen und kostenlos publizieren

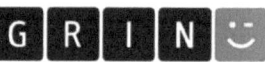